Kniha salátů 2023

Nejlepší recepty na zdravé a chutné saláty

Božena Janková

obsah

Kuřecí Satay Zdravý salát Sammies 9
Kuřecí salát Kleopatra 11
Thajsko-vietnamský salát 13
Vánoční salát Cobb 15
salát ze zelených brambor 18
salát z pálené kukuřice 21
zelný salát a hrozny 23
citrusový salát 25
Ovocný a hlávkový salát 27
Salát s jablky a hlávkovým salátem 29
Salát z fazolí a papriky 31
Mrkvový a datlový salát 33
Smetanová papriková zálivka na salát 33
Havajský salát 36
salát z pálené kukuřice 38
zelný salát a hrozny 40
citrusový salát 42
Ovocný a hlávkový salát 44
kuřecí kari salát 46
Jahodový a špenátový salát 48
sladký hlávkový salát 50
Klasický makaronový salát 52
Hruškový salát s modrým sýrem 54
Barbie salát s tuňákem 56

Vánoční kuřecí salát ... 58
Mexický fazolový salát ... 60
Těstovinový salát Bacon Ranch ... 62
bramborový salát z červené kůže ... 64
Salát z černých fazolí a kuskusu ... 66
Řecký kuřecí salát ... 68
luxusní kuřecí salát ... 70
Ovocný kuřecí kari salát ... 72
Úžasný kuřecí kari salát ... 74
pikantní mrkvový salát ... 76
Asijský jablečný salát ... 78
Dýňový salát Orzo ... 80
Řeřicha-ovocný salát ... 82
Caesarův salát ... 84
Kuřecí a mangový salát ... 86
Pomerančový salát s mozzarellou ... 88
třífazolový salát ... 90
miso tofu salát ... 92
Japonský ředkvičkový salát ... 94
Jihozápadní Cobb ... 96
Salát Caprese ... 98
Salát z uzeného pstruha ... 100
Vaječný salát s fazolemi ... 102
ambrosiový salát ... 103
klínový salát ... 105
Španělský pepřový salát ... 107
mimózový salát ... 109

klasický waldorf ... 111

Salát z černookého hrášku ... 113

Rajčata s mátou a bazalkou ... 115

borůvky se zeleninou ... 117

Quinoa salát s borůvkami a glazovanými vlašskými ořechy ... 119

Těstovinový salát s lososem ... 121

Houbový salát se špenátem a římským salátem ... 123

Waldorfský salát s kuřecím masem ... 125

Pikantní rukola a bramborový salát ... 127

Kuřecí omáčka s avokádovým salátem ... 129

Krémový bramborovo-koprový salát ... 131

Kuřecí salát se sýrem a rukolou ... 132

Bramborový salát s feferonkami ... 134

Kuřecí salát s kuskusem ... 135

Červený bramborový salát s podmáslím ... 137

Kuřecí salát s medovým melounem ... 139

Salát z vajec a brambor s dijonskou hořčicí ... 141

Kuřecí salát s medem a vlašskými ořechy ... 143

Kuřecí salát s hrozny a majonézou ... 145

Krémový bramborovo-bylinkový salát ... 147

Pikantní kuřecí salát s rozinkami ... 149

bramborový salát s mátou ... 151

Kuřecí salát na kari s míchanou zeleninou ... 153

Kuřecí salát s vlašskými ořechy ... 155

kuřecí salát s hořčicí ... 157

Pikantní zázvorový bramborový salát ... 159

Celer a bramborový salát ... 161

Limetkové kuře s bramborovým salátem 163

Bramborový salát s kozím sýrem 165

Pico de Gallo - autentická mexická omáčka 167

Zálivka na salát z olivového oleje a citronu 169

Salát z fazolí, kukuřice a avokáda 170

Jihozápadní těstovinový salát 171

Salát z pečené řepy 173

Křupavé zelí Ramen nudlový salát 175

Špenát a rajčatový těstovinový salát 177

waldorfský salát 179

Istuaelský salát 180

Zelný těstovinový salát 181

Mexický salát z černých fazolí 183

Černé fazole a kukuřičná salsa 184

Krůtí taco salát 185

duhový ovocný salát 186

Slunečný ovocný salát 188

Salát z citrusů a černých fazolí 189

Pikantní salát z okurky a cibule 190

Zahradní salát s borůvkami a červenou řepou 191

Květákový salát nebo falešné brambory 193

Okurkový koprový salát 194

falešný bramborový salát 195

Bonnie's bramborový okurkový salát 197

Špenátový salát s červeným ovocem 199

Trubkový salát 200

Salát s bazalkovým dresinkem a majonézou 202

Grilovaný Caesar salát s nožem a vidličkou 204

Římský jahodový salát I 206

řecký salát 208

Jahodový feta salát 210

masový salát 212

Mandarinkový a mandlový salát 214

Tropický salát s ananasovým vinaigrettem 216

Kalifornská salátová mísa 218

Klasický toastový salát 220

Kuřecí Satay Zdravý salát Sammies

Ingredience

1 ½ tělesné hmotnosti drůbeže nakrájené na tenké plátky, různé pokrmy, kotlety

2 polévkové lžíce. rostlinný olej

Design grilu, doporučeno: McCormick's BBQ gril Mates Montreal Meal koření nebo sodík a surový pepř

3 kulaté polévkové lžíce. velké arašídové máslo

3 lžíce koření na černé sójové boby

1/4 šálku ovocné šťávy

2 lžičky horkého koření

1 citron

1/4 okurky bez pecek, nakrájíme na tyčinky

1 šálek mrkve, nakrájené

2 šálky nakrájeného salátu

4 křupavé rohlíky, keizer nebo talker, dělené

Metoda

Rozpalte grilovací pánev nebo velké nepřilnavé balení. Drůbež potřete olejem, položte na gril a opékejte 3 minuty z každé strany ve 2 porcích.

Umístěte arašídové máslo do misky vhodné do mikrovlnné trouby a změkněte v mikrovlnné troubě asi 20 sekund. Smíchejte sóju, ovocnou šťávu, ostré koření a citronovou šťávu s arašídovým máslem. Přidejte ochucené kuřecí satay. Smíchejte čerstvě nakrájenou zeleninu. Na sendvičový chléb položte 1/4 čerstvé zeleniny a přidejte 1/4 směsi Satay Drůbež. Připněte mašličky a darujte je nebo si je zabalte na cesty.

Užívat si!

Kuřecí salát Kleopatra

Ingredience

1 ½ kuřecích prsou

2 polévkové lžíce. extra panenský olivový olej

1/4 lžičky drcených červených vloček

4 stroužky česneku, nakrájené

1/2 šálku suchého bílého vína

1/2 pomeranče, vymačkané

Hrst nakrájené ploché petrželky

Hrubý sodík a černý pepř

Metoda

Na sporáku rozehřejte velký nepřilnavý balíček. Přidejte extra panenský olivový olej a zahřejte. Přidejte drcený booster, prolisované stroužky česneku a kuřecí prsa. Kuřecí prsa opečte ze všech stran dozlatova, asi za 5–6 minut. Tekuté i měkké necháme ještě 3-4 minuty vařit, poté hrnec stáhneme z plotny. Na drůbež vymačkejte čerstvě vymačkanou citronovou šťávu a podávejte s petrželkou a solí podle chuti. Ihned podávejte.

Užívat si!

Thajsko-vietnamský salát

Ingredience

3 latinské saláty, nakrájené

2 šálky čerstvých zeleninových klíčků, jakékoli odrůdy

1 šálek daikon nebo velmi dokonale nakrájené červené ředkvičky

2 šálky hrášku

8 jarní cibulky, nakrájené na měsíčky

½ okurky bez pecek, podélně rozpůlené

1 litr žlutých nebo červených hroznových rajčat

1 červená cibule nakrájená na čtvrtky a velmi dokonale nakrájená

1 výběr ve vynikajících čerstvých výsledcích, oříznutý

1 výběr čerstvé bazalky, nasekané

2 2-uncové balíčky nakrájených pekanových ořechů, nalezené v pečicí uličce

8 mandlových toastů nebo anýzových toastů, nakrájených na 1-palcové kousky

1/4 šálku tamari černé sójové omáčky

2 polévkové lžíce. rostlinný olej

4-8 na tenké plátky nakrájených křídel v závislosti na velikosti

Sůl a čerstvě mletý černý pepř

1 libra mahi mahi

1 zralá limetka

Metoda

Smíchejte všechny ingredience ve velké míse a podávejte studené.

Užívat si!

Vánoční salát Cobb

Ingredience

Nepřilnavý sprej na přípravu pokrmů

2 polévkové lžíce. ořechový sirup

2 polévkové lžíce. hnědý cukr

2 polévkové lžíce. jablečný mošt

1 kilo šunkové mouky, zcela připravené, ve velkých kostkách

½ libry motýlek, vařené

3 polévkové lžíce nakrájené drahé okurky

Bibb salát

½ šálku nakrájené červené cibule

1 šálek nakrájené goudy

3 lžíce nakrájené čerstvé petrželové nati

Vinaigrette, následující vzorec

Bio nakládané fazole:

1 kilo hrášku, zredukovaného, nakrájeného na třetiny

1 lžička nakrájeného česneku

1 lžička červených posilovacích vloček

2 lžičky extra panenského olivového oleje

1 lžička bílého octa

Špetka soli

Černý pepř

Metoda

Předehřejte troubu na 350 F. Zapékací mísu potřete nepřilnavým sprejem na vaření. Ve střední misce smíchejte ořechový sirup, hnědou glukózu a cider. Přidejte šunku a dobře promíchejte. Vložte šunkovou směs do pekáče a pečte, dokud se neprohřeje a šunka nezhnědne, asi 20 až 25 minut. Vyjměte z trouby a dejte stranou.

Přidejte kukuřici, okurky a petržel na talíř vinaigrette a promíchejte, aby se obalily. Naplňte velký servírovací talíř salátem Bibb a přidejte obilí. Na zrno naaranžujte do řady červenou cibuli, goudu, marinovaný hrášek a hotovou šunku. Účastnit se.

Užívat si!

salát ze zelených brambor

Ingredience

7-8 očištěných, sušených a nakrájených šalotek, zelené a bílé části

1 malý výběr jarní cibulky, nakrájené na plátky

1 lžička košer soli

čerstvě mletý bílý pepř

2 polévkové lžíce. Voda

8 lžic extra panenského olivového oleje

2 tělesné hmotnosti red bliss celer, umyté

3 bobkové listy

6 lžic černého octa

2 šalotky, oloupané, podélně na čtvrtky a nakrájené na tenké plátky

2 polévkové lžíce. jemná dijonská hořčice

1 polévková lžíce. nakrájené kapary

1 lžička tekutých kaparů

1 malý svazek estragonu, nasekaný

Metoda

Jarní cibulku a pažitku rozmixujte v mixéru. Dochuťte solí podle chuti. Přidejte vodu a promíchejte. Nalijte 5 polévkových lžic. Přidejte extra panenský olivový olej pomalu přes horní část mixéru a mixujte do hladka. Celer přivedeme k varu v hrnci s vodou, snížíme plamen a dusíme. Vodu dochutíme trochou soli a přidáme bobkové listy. Celer dusíme do měkka po propíchnutí špičkou nože asi 20 minut.

V misce dostatečně velké, aby se do ní vešel celer, smíchejte černý ocet, šalotku, hořčici, kapary a estragon. Přidejte zbývající extra panenský olivový olej. Celer sceďte a bobkové listy vyhoďte.

Na talíř položte celer a opatrně ho rozmačkejte vidličkou. Opatrně dochuťte boosterem a sodíkem a poté dobře promíchejte. Na závěr přidejte směs jarní cibulky a extra panenského olivového oleje. Dobře promíchejte.

Uchovávejte v teple na 70 stupňů až do podávání.

Užívat si!

salát z pálené kukuřice

Ingredience

3 zrna sladké kukuřice

1/2 šálku nakrájené cibule

1/2 šálku nakrájené papriky

1/2 šálku nakrájených rajčat

Sůl podle chuti

Na salátový dresink

2 polévkové lžíce. Olivový olej

2 polévkové lžíce. Citronová šťáva

2 čajové lžičky chilli

Metoda

Kukuřičný klas grilujte na středním ohni, dokud lehce nezuhelnatí. Po upražení zbavíme kukuřičných klasů nožem jádra. Nyní si vezměte misku a smíchejte zrna, nakrájenou cibuli, papriku a rajče se solí a dejte misku stranou. Nyní připravte dresink na salát smícháním olivového oleje, citronové šťávy a chilli a ochlaďte. Před podáváním salát přelijeme zálivkou a podáváme.

Užívat si!

zelný salát a hrozny

Ingredience

2 zelí, nastrouhané

2 šálky zelených hroznů nakrájených na polovinu

1/2 šálku jemně nasekaného koriandru

2 nakrájené zelené chilli papričky

Olivový olej

2 polévkové lžíce. Citronová šťáva

2 lžičky moučkového cukru

Sůl a pepř na dochucení

Metoda

Na přípravu salátové zálivky dejte do mísy olivový olej, citronovou šťávu, cukr, sůl a pepř a dobře promíchejte, poté dejte do lednice. Nyní dejte zbytek ingrediencí do jiné mísy, dobře promíchejte a odložte stranou. Před podáváním salát přidáme vychladlou zálivkou a opatrně promícháme.

Užívat si!

citrusový salát

Ingredience

1 šálek vařených celozrnných těstovin

1/2 šálku nakrájené papriky

1/2 šálku mrkve, blanšírované a nakrájené

1 zelená cibule, nastrouhaná

1/2 šálku pomeranče, nakrájeného na měsíčky

1/2 šálku sladké limetky

1 šálek fazolových klíčků

1 šálek nízkotučného tvarohu

2-3 lžíce lístků máty

1 lžička hořčičného prášku

2 polévkové lžíce. Moučkový cukr

Sůl podle chuti

Metoda

Na dresink přidejte do mísy tvaroh, lístky máty, suchou hořčici, cukr a sůl a dobře promíchejte, dokud se cukr nerozpustí. V jiné míse smícháme ostatní suroviny a necháme odstát. Před podáváním přidejte zálivku do salátu a podávejte studené.

Užívat si!

Ovocný a hlávkový salát

Ingredience

2-3 listy salátu, nakrájené na kostičky

1 nakrájená papája

½ šálku hroznů

2 pomeranče

½ šálku jahod

1 meloun

2 polévkové lžíce. Citronová šťáva

1 polévková lžíce. Miláček

1 lžička červených chilli vloček

Metoda

Citronovou šťávu, med a chilli vločky dejte do mísy a dobře promíchejte, poté odstavte. Nyní dejte zbytek ingrediencí do jiné mísy a dobře promíchejte. Před podáváním salát přelijeme a ihned podáváme.

Užívat si!

Salát s jablky a hlávkovým salátem

Ingredience

1/2 šálku pyré z melounu

1 lžička pražených semen kmínu

1 lžička koriandru

Sůl a pepř na dochucení

2-3 saláty, nakrájené na kostičky

1 zelí, nakrájené

1 strouhaná mrkev

1 paprika, nakrájená na kostičky

2 polévkové lžíce. Citronová šťáva

½ šálku nakrájených hroznů

2 nakrájená jablka

2 zelené cibule nakrájené nadrobno

Metoda

Zelí, salát, nastrouhanou mrkev a papriku dáme do hrnce, zalijeme studenou vodou, přivedeme k varu a vaříme do křupava, může to trvat až 30 minut.

Nyní je sceďte, zavažte do utěrky a dejte do lednice. Nyní dejte jablko s citronovou šťávou do misky a dejte do lednice. Nyní vezměte zbytek ingrediencí do mísy a dobře promíchejte. Salát ihned podávejte.

Užívat si!

Salát z fazolí a papriky

Ingredience

1 šálek fazolí, vařené

1 hrnek cizrny, namočené a uvařené

Olivový olej

2 najemno nakrájené cibule

1 lžička nasekaného koriandru

1 paprika

2 polévkové lžíce. Citronová šťáva

1 lžička chilli prášku

Sůl

Metoda

Papriku propícháme vidličkou, poté ji potřeme olejem a na mírném ohni smažíme. Nyní papriku ponořte do studené vody, poté odstraňte spálenou slupku a nakrájejte ji na plátky. Zbytek ingrediencí smícháme s paprikou a dobře promícháme. Před podáváním nechte hodinu nebo déle vychladnout.

Užívat si!!

Mrkvový a datlový salát

Ingredience

1 ½ šálku strouhané mrkve

1 salát

2 polévkové lžíce. opečené a nasekané mandle

medovo citronový dresink

Metoda

Nastrouhanou mrkev vložíme do hrnce se studenou vodou a necháme asi 10 minut odležet, poté scedíme. Nyní se to samé opakuje se salátem. Nyní vyjměte mrkev a salát se zbytkem ingrediencí do misky a před podáváním vychlaďte. Salát podávejte posypáním opraženými a nasekanými mandlemi.

Užívat si!!

Smetanová papriková zálivka na salát

Ingredience

2 šálky majonézy

1/2 šálku mléka

Voda

2 polévkové lžíce. citronový ocet

2 polévkové lžíce. Citronová šťáva

2 polévkové lžíce. parmazán

Sůl

Špetka feferonkové omáčky

Trochu worcesterské omáčky

Metoda

Vezměte velkou mísu, shromážděte všechny ingredience a dobře promíchejte, aby se nevytvořily hrudky. Když směs dosáhne požadované krémové konzistence, vlijeme ji do salátu z čerstvého ovoce a zeleniny, poté můžeme salát podávat se salátovým dresinkem. Tento krémový a pikantní dresink pimento se hodí nejen do salátů, ale lze ho podávat i ke kuřecímu masu, hamburgerům a sendvičům.

Užívat si!

Havajský salát

Ingredience

Na pomerančový dresink

Jedna polévková lžíce kukuřičné mouky

Asi šálek pomerančové tykve

1/2 šálku pomerančové šťávy

Mletá skořice

Na salát

5-6 listů salátu

1 ananas, nakrájený na kostičky

2 banány, nakrájené na kostičky

1 okurka, nakrájená na kostičky

2 rajčata

2 pomeranče nakrájené na plátky

4 černé datle

Sůl podle chuti

Metoda

Na přípravu salátové zálivky si vezměte misku a smíchejte kukuřičný škrob s pomerančovou šťávou, poté přidejte do misky pomerančovou dýni a vařte, dokud dresink nezhoustne. Poté do misky přidejte prášek skořice a chilli a poté dejte na několik hodin do lednice. Poté připravte salát, listy salátu vložte do mísy a přidejte cca. Zakryjte vodou na 15 minut. Nyní dejte nakrájená rajčata do mísy s kousky ananasu, jablkem, banánem, okurkou a plátky pomeranče, podle chuti dosolte a dobře promíchejte. Nyní ji přidejte k listům salátu a před podáváním salát přelijte studenou zálivkou.

Užívat si!!

salát z pálené kukuřice

Ingredience

Balíček kukuřičného klasu

1/2 šálku nakrájené cibule

1/2 šálku nakrájené papriky

1/2 šálku nakrájených rajčat

Sůl podle chuti

Na salátový dresink

Olivový olej

Citronová šťáva

Chilli prášek

Metoda

Kukuřičné klasy by se měly smažit na středním plameni, dokud nejsou mírně spálené, po usmažení klasy z klasů odstraňte nožem. Nyní si vezměte misku a smíchejte zrna, nakrájenou cibuli, papriku a rajče se solí a dejte misku stranou. Nyní připravte dresink na salát smícháním olivového oleje, citronové šťávy a chilli a ochlaďte. Před podáváním salát přelijeme zálivkou a podáváme.

Užívat si!

zelný salát a hrozny

Ingredience

1 nakrájené zelí

Asi 2 šálky zelených hroznů, rozpůlené

1/2 šálku jemně nasekaného koriandru

3 nakrájené zelené chilli papričky

Olivový olej

citronová šťáva, podle chuti

moučkový cukr, podle chuti

Sůl a pepř na dochucení

Metoda

Na přípravu salátové zálivky dejte do mísy olivový olej, citronovou šťávu, cukr, sůl a pepř a dobře promíchejte, poté dejte do lednice. Nyní dejte do jiné misky zbytek ingrediencí a dejte stranou. Před podáváním salát přidáme vychladlou zálivkou a opatrně promícháme.

Užívat si!!

citrusový salát

Ingredience

Asi šálek celozrnných těstovin, uvařených

1/2 šálku nakrájené papriky

1/2 šálku mrkve, blanšírované a nakrájené

Nová cibule. skartované

1/2 šálku pomeranče, nakrájeného na měsíčky

1/2 šálku sladké limetky

Šálek fazolových klíčků

Asi hrnek nízkotučného tvarohu

2-3 lžíce lístků máty

Hořčičný prášek, podle chuti

moučkový cukr, podle chuti

Sůl

Metoda

Na zálivku přidejte do mísy tvaroh, lístky máty, suchou hořčici, cukr a sůl a dobře promíchejte. Nyní smíchejte ostatní ingredience v jiné míse a nechte odležet. Před podáváním přidejte zálivku do salátu a podávejte vychlazené.

Užívat si!!

Ovocný a hlávkový salát

Ingredience

4 listy salátu, nakrájené na kousky

1 nakrájená papája

1 šálek hroznů

2 pomeranče

1 šálek jahod

1 meloun

½ šálku citronové šťávy

1 lžička medu

1 lžička červených chilli vloček

Metoda

Citronovou šťávu, med a chilli vločky dejte do mísy a dobře promíchejte, poté odstavte. Nyní dejte zbytek ingrediencí do jiné mísy a dobře promíchejte. Před podáváním přidejte zálivku do salátu.

Užívat si!

kuřecí kari salát

Ingredience

2 vykostěná kuřecí prsa bez kůže, uvařená a nakrájená na poloviny

3-4 stonky celeru, nakrájené nadrobno

1/2 šálku nízkotučné majonézy

2-3 lžičky kari

Metoda

Uvařená vykostěná kuřecí prsa bez kůže s ostatními ingrediencemi, celerem, nízkotučnou majonézou a kari dejte do střední mísy a dobře promíchejte.

Takže tento lahodný a jednoduchý recept je připraven k podávání. Tento salátový sendvič lze použít jako náplň do salátu na chleba.

Užívat si!!

Jahodový a špenátový salát

Ingredience

2 lžičky sezamových semínek

2 lžičky máku

2 lžičky bílého cukru

Olivový olej

2 lžičky papriky

2 lžičky bílého octa

2 lžičky worcesterské omáčky

Nakrájená cibule

Špenát, opláchněte a nakrájejte na kostičky

1 litr nakrájených jahod

Méně než šálek mandlí, stříbrných a blanšírovaných

Metoda

Vezměte střední misku; smíchejte mák, sezamová semínka, cukr, olivový olej, ocet a papriku s worcesterovou omáčkou a cibulí. Dobře promíchejte, poté přikryjte a nechte zmrazit alespoň hodinu. Vezměte další misku a smíchejte špenát, jahody a mandle, poté do ní nalijte bylinkovou směs a salát před podáváním dejte alespoň na 15 minut do lednice.

Užívat si!

sladký hlávkový salát

Ingredience

16 oz pytel směsi zelný salát

1 najemno nakrájená cibule

Méně než šálek smetanového salátového dresinku

Rostlinný olej

1/2 hrnku bílého cukru

Sůl

Mák

bílý ocet

Metoda

Vezměte velkou misku; vhoďte směs salátu coleslaw a cibuli. Nyní vezměte další misku a smíchejte salátovou zálivku, rostlinný olej, ocet, cukr, sůl a mák. Dobře promíchejte a směs přidejte do salátu coleslaw a dobře obalte.

Před podáváním dejte lahodný salát alespoň na hodinu až dvě do lednice.

Užívat si!

Klasický makaronový salát

Ingredience

4 šálky loketních makaronů, syrové

1 hrnek majonézy

Méně než šálek destilovaného bílého octa

1 hrnek bílého cukru

1 lžička žluté hořčice

Sůl

mletý černý pepř

Jedna velká cibule, nakrájená nadrobno

Asi hrnek nastrouhané mrkve

2-3 stonky celeru

2 feferonky, nakrájené

Metoda

Přiveďte k varu velký hrnec osolené vody, přidejte makarony, povařte a nechte asi 10 minut vychladnout, poté sceďte. Nyní vezměte velkou mísu a přidejte ocet, majonézu, cukr, ocet, hořčici, sůl a pepř a dobře promíchejte.

Jakmile dobře promícháme, přidejte celer, zelenou papriku, papriku, mrkev a makarony a znovu dobře promíchejte. Po dobrém promíchání všech ingrediencí dejte před podáváním lahodného salátu alespoň na 4-5 hodin do lednice.

Užívat si!

Hruškový salát s modrým sýrem

Ingredience

Salát, nakrájíme na kousky

Asi 3-4 hrušky, oloupané a nakrájené na malé kousky

Krabice modrého sýra, strouhaného nebo rozdrobeného

Zelená cibule, nakrájená

Asi hrnek bílého cukru

1/2 plechovky vlašských ořechů

Olivový olej

2 lžičky červeného vinného octa

hořčice podle chuti

stroužek česneku

Sůl a černý pepř podle chuti

Metoda

Vezměte pánev a na středním plameni rozehřejte olej, poté do vlašských ořechů vmíchejte cukr a míchejte, dokud se cukr nerozpustí a ořechy nezkaramelizují, poté nechte vychladnout. Nyní vezměte další misku a přidejte olej, ocet, cukr, hořčici, česnek, sůl a černý pepř a dobře promíchejte. Nyní v míse smíchejte hlávkový salát, hrušku a nivu, avokádo a jarní cibulku, přidejte dresink, posypte karamelizovanými pekanovými ořechy a podávejte.

Užívat si!!

Barbie salát s tuňákem

Ingredience

Plechovka tuňáka křídlatého

½ šálku majonézy

Lžíce parmazánu

sladká okurka, podle chuti

Cibulové vločky, podle chuti

Kari, podle chuti

sušená petržel, podle chuti

Kopr, suchý, podle chuti

Česnekový prášek, podle chuti

Metoda

Vezměte misku a přidejte všechny ingredience a dobře promíchejte. Před podáváním nechte hodinu vychladnout.

Užívat si!!

Vánoční kuřecí salát

Ingredience

1 kilo kuřecího masa, vařené

šálek majonézy

lžička papriky

Asi dva šálky borůvek, sušených

2 zelené cibule nakrájené nadrobno

2 zelené papriky, nakrájené

Šálek nasekaných vlašských ořechů

Sůl a černý pepř podle chuti

Metoda

Vezměte střední misku, smíchejte majonézu a papriku, poté okořeňte podle chuti a v případě potřeby přidejte sůl. Nyní vyjměte borůvky, celer, papriku, cibuli a vlašské ořechy a dobře promíchejte. Nyní přidejte vařené kuře a znovu dobře promíchejte. Podle chuti okoříme a v případě potřeby přidáme mletý černý pepř. Před podáváním necháme alespoň hodinu vychladnout.

Užívat si!!

Mexický fazolový salát

Ingredience

Plechovka černých fazolí

plechovka fazolí

Krabice fazolí cannellini

2 zelené papriky, nakrájené

2 červené papriky

Balíček mražených kukuřičných zrn.

1 červená cibule nakrájená nadrobno

Olivový olej

1 polévková lžíce. ocet z červeného vína

½ šálku citronové šťávy

Sůl

1 česnek, drcený

1 polévková lžíce. koriandr

1 lžička kmínu, mletého

Černý pepř

1 lžička pepřové omáčky

1 lžička chilli prášku

Metoda

Vezměte misku a smíchejte fazole, papriku, mraženou kukuřici a červenou cibuli. Nyní vezměte další malou misku, smíchejte olej, červený vinný ocet, citronovou šťávu, koriandr, kmín, černý pepř, dochuťte podle chuti a přidejte ostrou omáčku s chilli. Zalijeme zálivkou a dobře promícháme. Před podáváním nechte hodinu nebo dvě vychladnout.

Užívat si!!

Těstovinový salát Bacon Ranch

Ingredience

Krabice syrových tříbarevných těstovin rotini

9-10 plátků slaniny

šálek majonézy

Směs na zálivku na salát

1 lžička česnekového prášku

1 lžička česnekového pepře

1/2 šálku mléka

1 nakrájené rajče

Krabice černých oliv

Jeden šálek sýra čedar, strouhaný

Metoda

Do hrnce dejte osolenou vodu a přiveďte ji k varu. Těstoviny v něm vařte asi 8 minut do měkka. Nyní na pánvi rozehřejte olej a orestujte na něm slaninu a po upečení ji slijte a poté nakrájejte. Vezměte další misku a přidejte zbytek ingrediencí, pak navrch dejte těstoviny a slaninu. Dobře promícháme a podáváme.

Užívat si!!

bramborový salát z červené kůže

Ingredience

4 nové červené brambory, očištěné a oloupané

2 vejce

kilo slaniny

nadrobno nakrájenou cibuli

Snítka nadrobno nakrájeného celeru

Asi 2 šálky majonézy

Sůl a pepř na dochucení

Metoda

Do hrnce nalijte osolenou vodu, přiveďte k varu, poté do hrnce přidejte nové brambory a vařte asi 15 minut do měkka. Poté brambory přecedíme a necháme vychladnout. Nyní vložte vejce do pánve a zakryjte studenou vodou, poté vodu přiveďte k varu, poté pánev stáhněte z plotny a odstavte. Nyní opečte slaninu, sceďte a dejte stranou. Nyní přidejte přísady s bramborami a slaninou a dobře promíchejte. Vychladíme a podáváme.

Užívat si!!

Salát z černých fazolí a kuskusu

Ingredience

Šálek kuskusu, syrového.

Asi dva hrnky kuřecího vývaru

Olivový olej

2-3 lžíce limetkové šťávy

2-3 lžíce červeného vinného octa

Kmín

2 zelené cibule nakrájené nadrobno

1 červená paprika, nakrájená

čerstvě nakrájený koriandr

Šálek mražených kukuřičných zrn.

Dvě plechovky černých fazolí

Sůl a pepř na dochucení

Metoda

Kuřecí vývar přiveďte k varu, poté vmíchejte kuskus a vařte, zakryjte pánev a poté odstavte. Nyní smíchejte olivový olej, limetkovou šťávu, ocet a kmín, poté přidejte cibuli, papriku, koriandr, kukuřici, fazole a přikryjte. Nyní smíchejte všechny ingredience a před podáváním nechte několik hodin vychladnout.

Užívat si!!

Řecký kuřecí salát

Ingredience

2 šálky vařeného kuřete

1/2 šálku nakrájené mrkve

1/2 šálku okurky

Asi šálek nakrájených černých oliv

Asi šálek sýra feta, strouhaného nebo rozdrobeného

Salátový dresink v italském stylu

Metoda

Vezměte velkou mísu, vyjměte vařené kuře, mrkev, okurku, olivy a sýr a dobře promíchejte. Nyní přidejte salátový dresink a znovu dobře promíchejte. Nyní přikryjte a ochlaďte misku. Podávejte vychlazené.

Užívat si!!

luxusní kuřecí salát

Ingredience

½ šálku majonézy

2 polévkové lžíce. citronový ocet

1 mletý česnek

1 lžička čerstvého kopru, nasekaného

Jedno kilo vařených kuřecích prsou bez kostí a kůže

½ šálku sýra feta, nastrouhaného

1 červená paprika

Metoda

Majonézu, ocet, česnek a kopr je třeba dobře promíchat a nechat v chladničce alespoň 6-7 hodin nebo přes noc. Nyní smíchejte kuře, papriku a sýr dohromady, dejte na pár hodin do lednice a poté podávejte podle receptu na zdravý a lahodný salát.

Užívat si!!

Ovocný kuřecí kari salát

Ingredience

4-5 kuřecích prsou, vařených

Snítka nadrobno nakrájeného celeru

Zelené cibule

Nad šálkem zlatých rozinek

Jablko, oloupané a nakrájené na plátky

pražené vlašské ořechy

Zelené hrozny, vypeckované a nakrájené na poloviny

prášek kari

Šálek nízkotučné majonézy.

Metoda

Vezměte si velkou mísu a vezměte všechny ingredience jako celer, cibuli, rozinky, nakrájené jablko, pražené vlašské ořechy, zelené hrozny bez pecek s kari a majonézou a dobře promíchejte. Když jsou dobře propojené, nechte je pár minut odpočinout a poté podávejte lahodný a zdravý kuřecí salát.

Užívat si!!

Úžasný kuřecí kari salát

Ingredience

Asi 4-5 vykostěných kuřecích prsíček bez kůže, rozkrojených napůl

šálek majonézy

Asi šálek horké omáčky

Lžička kari

Asi čajová lžička. pepře

Vlašské ořechy, asi šálek, nasekané

Jeden šálek hroznů, semen a nakrájených na polovinu.

1/2 šálku jemně nakrájené cibule

Metoda

Vezměte velkou pánev, vařte v ní kuřecí prsa asi 10 minut, poté je po upečení natrhejte vidličkou. Poté je sceďte a nechte vychladnout. Nyní vezměte další misku a přidejte majonézu, horkou omáčku, kari a pepř a promíchejte. Poté vmíchejte uvařená a nakrájená kuřecí prsa, poté vsypte vlašské ořechy, kari a pepř. Před podáváním dejte salát na několik hodin do lednice. Tento salát je ideální volbou pro hamburgery a sendviče.

Užívat si!

pikantní mrkvový salát

Ingredience

2 mrkve, jemně nakrájené

1 mletý česnek

Asi šálek vody 2-3 polévkové lžíce. Citronová šťáva

Olivový olej

Sůl podle chuti

pepř podle chuti

vločky červené papriky

Petržel, čerstvá a jemně nasekaná

Metoda

Vložte mrkev do mikrovlnné trouby a vařte ji s nasekaným česnekem a vodou několik minut. Vyjměte z mikrovlnné trouby, když je mrkev uvařená a měkká. Poté mrkev sceďte a dejte stranou. Nyní k mrkvi přidejte citronovou šťávu, olivový olej, vločky pepře, sůl a petržel a dobře promíchejte. Nechte několik hodin vychladnout a lahodný pikantní salát je připraven k podávání.

Užívat si!!

Asijský jablečný salát

Ingredience

2-3 polévkové lžíce Rýžový ocet 2-3 polévkové lžíce. zeleno-citronová šťáva

Sůl podle chuti

Cukr

1 lžička rybí omáčky

1 julienned jicama

1 nakrájené jablko

2 jarní cibulky, nakrájené nadrobno

Máta

Metoda

Ve střední misce řádně promíchejte rýžový ocet, sůl, cukr, limetkovou šťávu a rybí omáčku. Jakmile je dobře promícháno, smíchejte julienned jicama s nakrájenými jablky v míse a dobře promíchejte. Poté přidejte plátky cibule a mátu a promíchejte. Před podáváním k sendviči nebo hamburgeru nechte salát mírně vychladnout.

Užívat si!!

Dýňový salát Orzo

Ingredience

1 cuketa

2 najemno nakrájené jarní cibulky

1 žlutá dýně

Olivový olej

Plechovka vařeného orzo

kopr

Petržel

½ šálku kozího sýra, nastrouhaného

Pepř a sůl podle chuti

Metoda

Cuketu, nakrájenou jarní cibulku a žluté dýně dusíme na olivovém oleji na středním plameni. Vařte několik minut, dokud nezměknou. Nyní je přendejte do mísy a vsypte uvařené orzo, petržel, nastrouhaný kozí sýr, kopr, sůl a pepř a znovu promíchejte. Před podáváním dejte salát na několik hodin do lednice.

Užívat si!!

Řeřicha-ovocný salát

Ingredience

1 meloun nakrájený na kostky

2 broskve, nakrájené na plátky

1 svazek řeřichy

Olivový olej

½ šálku citronové šťávy

Sůl podle chuti

pepř podle chuti

Metoda

Kostky melounu a plátky broskví s řeřichou vhoďte do střední mísy, poté zakápněte olivovým olejem a limetkovou šťávou. Poté dochutíme a případně dosolíme a opepříme dle chuti. Když se všechny ingredience snadno a správně promísí, odstavte nebo uložte na pár hodin do lednice a lahodný a zdravý ovocný salát můžete podávat.

Užívat si!!

Caesarův salát

Ingredience

3 stroužky česneku nasekané nadrobno

3 ančovičky

½ šálku citronové šťávy

1 lžička worcesterské omáčky

Olivový olej

vaječný žloutek

1 hlávka římského salátu

½ šálku parmazánu, strouhaného

s krutony

Metoda

Rozdrcené stroužky česneku prolisujte s ančovičkami a citronovou šťávou, přidejte worcesterskou omáčku se solí, pepřem a žloutkem a znovu rozmixujte do hladka. Tuto směs je nutné připravit pomocí mixéru na pomalém ohni, nyní pomalu a postupně přidávejte olivový olej a poté římský salát. Poté by měla být směs na nějakou dobu odstavena. Salát podáváme posypaný parmazánem a krutony.

Užívat si!!

Kuřecí a mangový salát

Ingredience

2 kuřecí prsa, vykostěná, nakrájená na kostičky

Mesclun Greens

2 manga, nakrájená na kostičky

¼ šálku citronové šťávy

1 lžička strouhaného zázvoru

2 lžičky medu

Olivový olej

Metoda

V misce smíchejte citronovou šťávu a med, poté přidejte nastrouhaný zázvor a olivový olej. Po dobrém promíchání ingrediencí v míse dejte stranou. Poté se kuře griluje, poté se nechá vychladnout a po vychladnutí se kuře nakrájí na kostičky, které lze snadno skousnout. Poté do mísy vezmeme kuře a dobře promícháme se zeleninou a mangem. Po dobrém promíchání všech ingrediencí nechte vychladnout a poté podávejte lahodný a zajímavý salát.

Užívat si!!

Pomerančový salát s mozzarellou

Ingredience

2-3 pomeranče, nakrájené na plátky

Sýr mozzarella

Listy čerstvé bazalky, nakrájené na kousky

Olivový olej

Sůl podle chuti

pepř podle chuti

Metoda

Smíchejte mozzarellu a plátky pomeranče s lístky čerstvé bazalky. Po dobrém promíchání pokapeme olivovým olejem a dochutíme. Poté případně dosolíme a opepříme dle chuti. Před podáváním nechte salát pár hodin vychladnout, salát tak dostane ty správné chutě.

Užívat si!!

třífazolový salát

Ingredience

1/2 šálku jablečného octa

Asi hrnek cukru

Šálek rostlinného oleje

Sůl podle chuti

½ šálku zelených fazolek

½ šálku voskových bobů

½ šálku fazolí

2 červené cibule, nakrájené nadrobno

Sůl a pepř na dochucení

petrželové listy

Metoda

Jablečný ocet, rostlinný olej, cukr a sůl dejte do hrnce a přiveďte k varu, poté přidejte fazole s nakrájenou červenou cibulí a nechte marinovat alespoň hodinu. Po hodině dosolte podle chuti, podle potřeby osolte a opepřete a poté podávejte s čerstvou petrželkou.

Užívat si!!

miso tofu salát

Ingredience

1 lžička zázvoru, jemně nakrájeného

3-4 polévkové lžíce miso

Voda

1 polévková lžíce. rýžový vinný ocet

1 lžička sójové omáčky

1 lžička chilli pasty

1/2 šálku arašídového oleje

Jeden baby špenát, nakrájený

½ šálku tofu, nakrájeného na kostičky

Metoda

Mletý zázvor by měl být pyré s miso, vodou, rýžovým vinným octem, sójovou omáčkou a chilli pastou. Tato směs by měla být poté smíchána s půl šálkem arašídového oleje. Jakmile dobře promícháme, přidáme na kostičky nakrájené tofu a nakrájený špenát. Vychladíme a podáváme.

Užívat si!!

Japonský ředkvičkový salát

Ingredience

1 nakrájený meloun

1 ředkev, nakrájená na plátky

1 jarní cibulka

1 svazek jemné zeleniny

mirin

1 lžička rýžového vinného octa

1 lžička sójové omáčky

1 lžička strouhaného zázvoru

Sůl

sezamový olej

Rostlinný olej

Metoda

Do misky dejte meloun, ředkvičky, jarní cibulku a zelí a dejte stranou. Nyní vezměte další misku, přidejte mirin, ocet, sůl, nastrouhaný zázvor, sójovou omáčku, sezamový olej a rostlinný olej a dobře promíchejte. Když jsou ingredience v míse dobře promíchané, potřete touto směsí mísu s melounem a ředkvičkami. Tímto způsobem lze podávat zajímavý, ale velmi lahodný salát.

Užívat si!!

Jihozápadní Cobb

Ingredience

1 hrnek majonézy

1 šálek podmáslí

1 lžička pikantní worcesterské omáčky

1 lžička koriandru

3 jarní cibulky

1 polévková lžíce. pomerančová slupka

1 mletý česnek

1 hlávka římského salátu

1 avokádo, nakrájené na kostičky

Jicama

½ šálku chilli sýra, strouhaného nebo rozdrobeného

2 pomeranče nakrájené na plátky

Sůl podle chuti

Metoda

Majonézu a podmáslí rozmačkejte s horkou worcesterskou omáčkou, jarní cibulkou, pomerančovou kůrou, koriandrem, mletým česnekem a solí. Nyní vezměte další misku a smíchejte římský salát, avokádo a jicama s pomerančem a strouhaným sýrem. Nyní nalijte rozmačkané podmáslí do pomerančové misky a před podáváním odložte, aby salát získal správnou chuť.

Užívat si!!

Salát Caprese

Ingredience

1 balení Fusilli

1 šálek mozzarelly, nakrájené na kostičky

2 rajčata zbavená jádřince a nakrájená

listy čerstvé bazalky

¼ šálku opečených piniových oříšků

1 mletý česnek

Sůl a pepř na dochucení

Metoda

Fusilli uvařte podle návodu a poté nechte vychladnout. Po vychladnutí přidejte mozzarellu, rajčata, opražené piniové oříšky, nasekaný česnek a lístky bazalky a podle chuti dochuťte solí a pepřem. Celou salátovou směs nechte vychladnout a podávejte na sendviče nebo hamburgery nebo jakékoli jídlo.

Užívat si!!

Salát z uzeného pstruha

Ingredience

2 polévkové lžíce. citronový ocet

Olivový olej

2 mleté šalotky

1 lžička křenu

1 lžička dijonské hořčice

1 lžička medu

Sůl a pepř na dochucení

1 plechovka uzeného pstruha, ve vločkách

2 jablka, nakrájená na plátky

2 řepy, nakrájené na plátky

rukola

Metoda

Vezměte velkou mísu a přihoďte do ní vločkovitého uzeného pstruha se scvrklým jablkem, červenou řepou a rukolou a misku odložte stranou. Nyní vezměte další misku a smíchejte dohromady jablečný ocet, olivový olej, křen, mletou šalotku, med a dijonskou hořčici, poté směs okořeňte podle chuti a případně dochuťte solí a pepřem. Nyní vezměte tuto směs a nalijte ji na pečená jablka v míse a dobře promíchejte a poté salát podávejte.

Užívat si!!

Vaječný salát s fazolemi

Ingredience

1 šálek zelených fazolek, blanšírovaných

2 ředkvičky, nakrájené na plátky

2 vejce

Olivový olej

Sůl a pepř na dochucení

Metoda

Vejce je třeba nejprve uvařit se švýcarským mangoldem, poté smíchat s blanšírovanými zelenými fazolkami a nakrájenými ředkvičkami. Dobře promícháme, poté pokapeme olivovým olejem a dochutíme. Když jsou všechny ingredience dobře promíchané, odstavte a nechte vychladnout. Po vychladnutí směsi můžeme salát podávat.

Užívat si!!

ambrosiový salát

Ingredience

1 šálek kokosového mléka

2-3 plátky pomerančové kůry

Pár kapek vanilkové esence

1 šálek nakrájených hroznů

2 mandarinky, nakrájené na plátky

2 jablka, nakrájená na plátky

1 strouhaný kokos a opečený

10-12 vlašských ořechů, rozdrcených

Metoda

Vezměte střední misku a smíchejte kokosové mléko, pomerančovou kůru a vanilkovou esenci. Po správném rozmixování přidejte nakrájenou mandarinku s nakrájeným jablkem a hrozny. Po správném promíchání všech ingrediencí dejte před podáváním lahodného salátu na hodinu nebo dvě do lednice. Když salát vychladne, podávejte se sendviči nebo hamburgery.

Užívat si!!

klínový salát

Ingredience

šálek majonézy

Šálek modrého sýra

1/2 šálku podmáslí

šalotka

Nastrouhaný citron

anglická omáčka

listy čerstvé petrželky

klíny ledovce

1 vejce natvrdo

1 šálek slaniny, rozdrobené

Sůl a pepř na dochucení

Metoda

Majonézu rozmixujte na pyré s nivou, podmáslím, šalotkou, omáčkou, citronovou kůrou a petrželkou. Po přípravě pyré dochutíme a případně dosolíme a opepříme dle chuti. Nyní vezměte další misku a vložte do ní plátky ledu spolu s mimózou z vaječného koňaku, aby mimóza z vaječného likéru obarvila vajíčka natvrdo přes cedník. Nyní nalijte na plátky a mimózu rozmačkanou majonézou a dobře promíchejte. Salát podáváme s čerstvou slaninou.

Užívat si!!

Španělský pepřový salát

Ingredience

3 jarní cibulky

4-5 oliv

2 papriky

2 polévkové lžíce. Sherry ocet

1 hlava uzené papriky

1 hlávka římského salátu

1 hrst mandlí

stroužek česneku

Plátky chleba

Metoda

Pažitku grilujeme a poté nakrájíme na kousky. Nyní vezměte další misku a přidejte papriky a olivy s mandlemi, uzenou papriku, ocet, římský salát a grilovanou a nakrájenou jarní cibulku. Ingredience v míse dobře promícháme a dáme stranou. Nyní opečte krajíce chleba a během pečení je potřete stroužky česneku, poté na grilovaný chléb zalijte paprikovou směsí.

Užívat si!!

mimózový salát

Ingredience

2 vejce natvrdo

½ šálku másla

1 hlávka salátu

Ocet

Olivový olej

nasekané bylinky

Metoda

Vezměte střední misku a smíchejte salát, máslo s octem, olivovým olejem a nasekanými bylinkami. Po řádném promíchání ingrediencí mísy mísu na chvíli odstavte. Mezitím je mimóza hotová. Pro přípravu mimózy nejprve oloupejte natvrdo uvařená vejce, poté natvrdo uvařená vejce přefiltrujte pomocí sítka a mimóza je hotová. Tato vaječná mimóza by měla být nanesena na salátovou mísu před podáváním lahodného mimózového salátu.

Užívat si!!

klasický waldorf

Ingredience

1/2 šálku majonézy

2-3 lžíce zakysané smetany

2 jarní cibulky

2-3 lžíce petrželky

Kůra a šťáva z 1 citronu

Cukr

2 nakrájená jablka

1 stonek nadrobno nakrájeného celeru

Vlašský ořech

Metoda

Vezměte si misku, poté rozšlehejte majonézu, zakysanou smetanu s pomazánkou, citronovou kůru a šťávu, petrželku, pepř a cukr. Když jsou suroviny v míse dobře promíchané, odstavte. Nyní vezměte další misku a smíchejte jablko, nakrájený celer a vlašské ořechy. Nyní vezměte směs majonézy a smíchejte ji s jablkem a celerem. Všechny ingredience dobře promíchejte, nechte misku odpočinout a poté salát podávejte.

Užívat si!!

Salát z černookého hrášku

Ingredience

zeleno-citronová šťáva

1 mletý česnek

1 lžička kmínu, mletého

Sůl

koriandr

Olivový olej

1 šálek černookého hrášku

1 jalapeño, mleté nebo drcené

2 rajčata, nakrájená na kostičky

2 červené cibule, nakrájené nadrobno

2 avokáda

Metoda

Limetová šťáva by měla být smíchána s česnekem, kmínem, koriandrem, solí a olivovým olejem. Když jsou tyto ingredience dobře promíchané, přimíchejte tuto směs s rozmačkanými jalapeňos, černookým hráškem, avokádem a nadrobno nakrájenou červenou cibulí. Když jsou všechny ingredience dobře promíchány, nechte salát pár minut odstát a poté podávejte.

Užívat si!!

Rajčata s mátou a bazalkou

Ingredience

4 rajčata

2 polévkové lžíce. Olivový olej

2 polévkové lžíce. bílý vinný ocet

Sůl podle chuti

pepř podle chuti

listy máty

2 šalotky, nakrájené na plátky

Metoda

Nejprve nakrájejte čerstvá rajčata na kostičky. Poté je vložte do mixovací nádoby na saláty. Přidejte trochu soli, trochu pepře podle chuti a nakrájenou cibulku. Držte je 6 minut. Nyní zakápněte trochou bílého vinného octa a trochou extra panenského olivového oleje. Nyní to doplňte čerstvou mátou. Tento jednoduchý a chutný salát je připraven k jakémukoli jídlu. To můžeme podávat se strouhankou. Potřeme lístky máty a podáváme.

Užívat si!

borůvky se zeleninou

Ingredience

6 a nakrájený chřest

1 svazek baby špenátu

½ šálku sušených brusinek

Kapka olivového oleje

2 polévkové lžíce. Balzamikový ocet dle chuti

2 šálky salátové zálivky

Špetka soli

Černý pepř

Metoda

Nejprve nakrájíme čerstvý chřest a uvaříme do měkka. Omyjeme čerstvý baby špenát. Nyní do malé misky přidejte trochu oleje, trochu salátové zálivky a balzamikového octa a podle chuti posypte trochou soli a mletého černého pepře. Velmi dobře je promíchejte. Nyní přidejte chřest a tuto směs do salátové mísy a promíchejte. Poté přidejte sušené brusinky.

Užívat si!

Quinoa salát s borůvkami a glazovanými vlašskými ořechy

Ingredience

2 šálky vařené quinoa

½ šálku sušených brusinek

5-6 glazovaných vlašských ořechů

4 lžíce olivového oleje

4 rajčata, nakrájená

2 polévkové lžíce. petržel

2 polévkové lžíce. listy máty

trochu soli

špetka černého pepře podle chuti

Metoda

Uvařenou quinou dejte do hluboké mísy. Nyní do mísy přidejte sušené brusinky a glazované pekanové ořechy. Nyní přidejte čerstvá rajčata nakrájená na kostičky, trochu čerstvé petrželky a lístky máty a zakápněte trochou oleje. Vše dobře promíchejte. Nyní dochutíme solí a černým pepřem. Toto chutné jídlo je hotové.

Užívat si!

Těstovinový salát s lososem

Ingredience

2 kusy vařeného lososa, nakrájené na kostičky

1 šálek vařených těstovin

2 stonky celeru

½ šálku majonézy

2 nakrájená rajčata

2-3 zelené cibule, čerstvě nakrájené

1 šálek zakysané smetany

1 červené jablko, nakrájené na kostičky

limetková šťáva z 1/2 citronu

Metoda

Nejprve si vezměte hlubokou misku a smíchejte na kostičky nakrájeného vařeného lososa, uvařené těstoviny s čerstvě nakrájeným celerem a rajčaty, nakrájené jablko a zelenou cibulku. Dobře je promíchejte. Nyní přidejte domácí majonézu, čerstvou zakysanou smetanu a zakápněte čerstvou limetkovou šťávou z půlky citronu. Nyní je důkladně promíchejte. To je hotovo.

Užívat si!

Houbový salát se špenátem a římským salátem

Ingredience

1 svazek špenátu

1 římský salát

4-5 hub

2 loupaná rajčata

2 polévkové lžíce. máslo, volitelné

Sůl

černý nebo bílý pepř

Metoda

Jezte čerstvý špenát a římský salát. Smažení je volitelné. Zabere to jen 7-8 minut. Mezitím si nakrájíme houby a dáme je do mísy. Poté přidejte rajčata k houbám. Dáme do mikrovlnky na cca 2-3 minuty. Nyní je smíchejte s opečeným špenátem a římským salátem. Dobře promícháme a posypeme solí a černým nebo bílým pepřem.

Užívat si!

Waldorfský salát s kuřecím masem

Ingredience

½ šálku nasekaných vlašských ořechů

½ šálku hořčice a medu

3 šálky vařeného kuřete, nakrájeného

½ šálku majonézy

1 šálek červených hroznů, rozpůlených

1 šálek celeru nakrájeného na kostičky

1 gala jablko, nakrájené na kostičky

Sůl

Pcpř

Metoda

Vezměte mělkou pánev a nakrájené pekanové ořechy opékejte 7-8 minut v předehřáté troubě na 350 stupňů. Nyní smíchejte všechny ingredience a upravte koření.

Užívat si!

Pikantní rukola a bramborový salát

Ingredience

2 kila brambor, nakrájených na kostičky a uvařených

2 šálky rukoly

6 lžic extra panenského olivového oleje

¼ lžičky černého pepře

3 mleté šalotky

3/8 lžičky soli

½ lžičky sherry octa

1 lžička citronové šťávy

2 lžičky hořčice, kámen mletý

1 lžička nastrouhané citronové kůry

Metoda

Zahřejte 1 lžičku. olej na pánvi a orestujte šalotku do zlatova. Šalotku přendáme do mísy a vmícháme všechny ostatní suroviny kromě brambor. Dobře promíchejte. Nyní brambory potřete dresinkem a dobře promíchejte.

Užívat si!

Kuřecí omáčka s avokádovým salátem

Ingredience

2 lžičky olivového oleje

4 unce tortilla chipsů

2 lžičky limetkové šťávy

1 avokádo, nakrájené

3/8 lžičky košer soli

¾ šálku omáčky, chlazené

1/8 lžičky černého pepře

2 šálky kuřecích prsou, uvařených a nakrájených

¼ šálku nasekaného koriandru

Metoda

V misce smíchejte olivový olej, limetkovou šťávu, černý pepř a sůl. Nyní přidejte nasekaný koriandr a kuřecí maso a dobře promíchejte. Navrch dejte nakrájené avokádo a salsu. Pro nejlepší výsledky podávejte salát na tortilla chipsech.

Užívat si!

Krémový bramborovo-koprový salát

Ingredience

¾ libry brambor, nakrájených na kostičky a uvařených

¼ lžičky černého pepře

½ anglické okurky, nakrájené na kostičky

¼ lžičky košer soli

2 lžičky nízkotučné zakysané smetany

2 lžičky nasekaného kopru

2 lžičky jogurtu, bez tuku

Metoda

Brambory by měly být vařené do měkka. Vezměte misku a smíchejte kopr, jogurt, smetanu, kostky okurky a černý pepř. Ingredience se musí dobře promíchat. Nyní přidejte kostky uvařených brambor a dobře promíchejte.

Užívat si!

Kuřecí salát se sýrem a rukolou

Ingredience

3 plátky chleba, nakrájené na kostičky

½ šálku parmazánu, strouhaného

3 lžičky másla, nesoleného a rozpuštěného

2 lžičky nasekané petrželky

5 lístků bazalky nakrájených na proužky

¼ šálku olivového oleje

2 šálky pečeného a nakrájeného kuřete

5 uncí listů rukoly

3 lžičky červeného vinného octa

Pepř, podle chuti

Metoda

Zahřejte máslo a 2 lžičky. olivový olej a přidejte kostky chleba. Kostky chleba pečte v předehřáté troubě na 400 stupňů do zlatova. Přidejte zbytek ingrediencí s kostkami chleba a dobře promíchejte.

Užívat si!

Bramborový salát s feferonkami

Ingredience

2 kila žlutých finských brambor nakrájených na kostičky

¼ lžičky bílého pepře

2 lžičky soli

¼ šálku smetany

4 lžičky citronové šťávy

2 snítky kopru

2 svazky pažitky

Metoda

Bramborové kostky uvaříme doměkka a scedíme. Smíchejte 3 lžičky. s citronovou šťávou k bramborám a necháme 30 minut odstát. Smetanu ušleháme do pěny a smícháme s ostatními surovinami. Brambory zakryjte směsí a dobře promíchejte.

Užívat si

Kuřecí salát s kuskusem

Ingredience

1 hrnek kuskusu

7 uncí kuřecích prsou, vařených

¼ šálku oliv Kalamata, nakrájených

1 stroužek mletého česneku

2 lžičky nasekané petrželky

¼ lžičky černého pepře

1 lžička jemně nasekaných kaparů

1 lžička limetkové šťávy

2 lžičky olivového oleje

Sůl podle chuti

Metoda

Kuskus uvaříme bez soli a tuku podle návodu na obalu. Uvařený kuskus propláchneme pod studenou vodou. Vezměte si misku, kde promícháme ingredience kromě kuřete a kuskusu. Přidejte uvařený kuskus a dobře promíchejte. Přidejte kuře a ihned podávejte.

Užívat si!

Červený bramborový salát s podmáslím

Ingredience

3 libry červených brambor, na čtvrtky

1 stroužek mletého česneku

½ šálku zakysané smetany

½ lžičky černého pepře

1 lžička košer soli

1/3 šálku podmáslí

1 lžička nasekaného kopru

¼ šálku nasekané petrželky

2 lžičky nasekané pažitky

Metoda

Čtvrtky brambor se vaří do měkka v holandské troubě. Uvařené brambory 30–40 minut ochlaďte. Zakysanou smetanu smícháme s ostatními ingrediencemi. Dresink natřeme na brambory a ingredience smícháme dohromady.

Užívat si!

Kuřecí salát s medovým melounem

Ingredience

¼ šálku rýžového octa

2 lžičky nasekaných a opražených vlašských ořechů

2 lžičky sojové omáčky

¼ šálku nasekaného koriandru

2 lžičky arašídového másla

2 šálky kuřecích prsou, uvařených a nakrájených

1 lžička medu

3 lžičky zelené cibule, nakrájené na plátky

1 šálek nakrájené okurky

¾ lžičky sezamového oleje

3 šálky melounu, nakrájené na proužky

3 šálky melounu, nakrájené na proužky

Metoda

Smíchejte sójovou omáčku, arašídové máslo, ocet, med a sezamový olej.

Přidejte meloun, cibuli, meloun a okurku a dobře promíchejte. Při podávání potřeme kuřecí prsa směsí a koriandrem.

Užívat si!

Salát z vajec a brambor s dijonskou hořčicí

Ingredience

4 kila brambor

¾ lžičky pepře

½ šálku celeru, nakrájeného na kostičky

½ šálku nasekané petrželky

1 lžička dijonské hořčice

1/3 šálku nakrájené zelené cibule

2 stroužky česneku, nakrájené nadrobno

1 lžička dijonské hořčice

3 vařená a rozdrobená vejce

½ šálku smetany

1 hrnek majonézy

Metoda

Brambory uvaříme do měkka. Brambory oloupeme a nakrájíme na kostičky. V misce smíchejte brambory, zelenou cibulku, celer a petržel. V míse smícháme majonézu a ostatní ingredience. Touto směsí nalijte na brambory a dobře promíchejte.

Užívat si!

Kuřecí salát s medem a vlašskými ořechy

Ingredience

4 šálky vařené a nakrájené kuře

¼ lžičky pepře

3 stonky celeru, nakrájené na kostičky

¼ lžičky soli

1 šálek sušených brusinek

1/3 šálku medu

½ šálku vlašských ořechů, nasekaných a opečených

2 šálky majonézy

Metoda

Mleté kuře promícháme s celerem, sušenými brusinkami a vlašskými ořechy.

V jiné míse vyšlehejte majonézu do hladka. Do majonézy přidejte med, pepř

a sůl a dobře promíchejte. Na kuřecí směs nalijte majonézovou směs a

dobře promíchejte, aby se ingredience dobře promíchaly.

Užívat si!

Kuřecí salát s hrozny a majonézou

Ingredience

6 šálků nakrájeného a vařeného kuřete

½ šálku vlašských ořechů

2 lžičky dijonské hořčice

2 šálky červených hroznů, nakrájené na plátky

½ šálku zakysané smetany

2 lžičky máku

½ šálku majonézy

2 šálky nakrájeného celeru

1 lžička citronové šťávy

Metoda

Vezměte misku a promíchejte kuře s majonézou, citronovou šťávou, zakysanou smetanou, hrozny, mákem, dijonskou hořčicí a celerem. Osolíme a opepříme. Mísu zakryjte a chlaďte do vychladnutí. Přidejte vlašské ořechy a ihned podávejte.

Užívat si!

Krémový bramborovo-bylinkový salát

Ingredience

¾ šálku zakysané smetany

1 šálek zeleného hrášku

¼ hrnku jogurtu

6 šálků červených brambor, nakrájených na čtvrtky

1 lžička jemně nasekaného tymiánu

½ lžičky soli

1 lžička nasekaného kopru

Metoda

V misce smíchejte smetanu, jogurt, kopr, tymián a sůl a uložte zvlášť. Čtvrtky brambor a hrášek uvaříme ve velkém množství vody do měkka. Přebytečnou vodu slijte. Do připravené směsi vmícháme brambory a hrášek. Dobře promíchejte, aby se ingredience dobře promíchaly.

Užívat si!

Pikantní kuřecí salát s rozinkami

Ingredience

¼ šálku majonézy

3 lžičky rozinek

1 lžička kari

1/3 šálku celeru, nakrájeného na kostičky

1 šálek citronového kuřete, grilované

1 nakrájené jablko

1/8 lžičky soli

2 lžičky vody

Metoda

V misce smíchejte kari, majonézu a vodu. Přidejte citronové kuře, nakrájená jablka, rozinky, celer a sůl. Ingredience dobře promíchejte stěrkou. Salát zakryjte a chlaďte do vychladnutí.

Užívat si!

bramborový salát s mátou

Ingredience

7 červených brambor

1 šálek hrášku, zmrazeného a rozmraženého

2 lžičky bílého vinného octa

½ lžičky černého pepře

2 lžičky olivového oleje

¾ lžičky soli

2 lžičky najemno nakrájené šalotky

¼ šálku nasekaných lístků máty

Metoda

Brambory uvaříme ve vodě v hluboké pánvi do měkka. Brambory vychladíme a nakrájíme na kostičky. Smíchejte ocet, šalotku, mátu, olivový olej, sůl a černý pepř. Přidejte kostky brambor, hrášek a připravenou směs. Dobře promícháme a podáváme.

Užívat si!

Kuřecí salát na kari s míchanou zeleninou

Ingredience

Kuřecí kari, zmrazené a rozmražené

10 uncí špenátových listů

1 ½ šálku nakrájeného celeru

¾ šálku majonézy

1 ½ šálku zelených hroznů, rozpůlených

½ šálku nakrájené červené cibule

Metoda

Vložte mražené kuřecí kari do misky. Do kuřecího kari přidejte červenou cibuli, zelené hrozny, listy baby špenátu a celer. Dobře promíchejte. Nyní přidejte majonézu a znovu dobře promíchejte. Podle chuti osolíme a opepříme.

Užívat si!

Kuřecí salát s vlašskými ořechy

Ingredience

1 šálek bulguru

2 jarní cibulky, nakrájené na plátky

2 šálky kuřecího vývaru

3 šálky vařené a nakrájené kuře

1 jablko, nakrájené na kostičky

3 lžičky mletých vlašských ořechů

¼ šálku olivového oleje

2 lžičky jablečného octa

1 lžička dijonské hořčice

1 lžička hnědého cukru

Sůl

Metoda

Bulgur přivedeme k varu s vývarem a dusíme na mírném ohni. Nechte 15 minut chladnout. Vlašské ořechy opražte na pánvi a dejte je do misky vychladnout. Všechny ingredience dobře promíchejte v míse. Upravte sůl a podávejte.

Užívat si!

kuřecí salát s hořčicí

Ingredience

1 vařené vejce

¼ lžičky černého pepře

¾ kila brambor

¼ lžičky košer soli

2 lžičky nízkotučné majonézy

3 lžičky nakrájené červené cibule

1 lžička jogurtu

1/3 šálku nakrájeného celeru

1 lžička hořčice

Metoda

Brambory nakrájíme na kostičky a vaříme do měkka. Vařené vejce nakrájíme na kousky. Smíchejte všechny ingredience kromě vajec a brambor. Směs přidejte na nakrájené vejce a kostky brambor. Dobře promíchejte, aby se ingredience dobře promíchaly. Podle chuti osolíme a opepříme.

Užívat si!

Pikantní zázvorový bramborový salát

Ingredience

2 kila červených brambor nakrájených na kostičky

2 lžičky nasekaného koriandru

2 lžičky rýžového octa

1/3 šálku zelené cibule, nakrájené na plátky

1 lžička sezamového oleje

1 paprička jalapeňo, jemně nasekaná

4 lžičky citronové trávy, mleté

¾ lžičky soli

2 lžičky strouhaného zázvoru

Metoda

Brambory uvaříme do měkka. Přebytečnou vodu slijte. Ostatní ingredience dobře promíchejte. Směsí potřeme uvařené brambory. Pomocí stěrky promíchejte přísady.

Užívat si!

Celer a bramborový salát

Ingredience

2 kila červených brambor nakrájených na kostičky

2 unce papriky, nakrájené na kostičky

½ šálku řepkové majonézy

1/8 lžičky česnekového prášku

¼ šálku nakrájené zelené cibule

¼ lžičky černého pepře

¼ hrnku jogurtu

½ lžičky celerového semínka

¼ šálku zakysané smetany

½ lžičky soli

1 lžička cukru

1 lžička bílého vinného octa

2 lžičky připravené hořčice

Metoda

Bramborové kostky uvařte do měkka, poté slijte přebytečnou vodu. Uvařené brambory ochlaďte asi 30 minut. Ostatní suroviny smícháme v míse. Přidejte kostky brambor a dobře promíchejte.

Užívat si!

Limetkové kuře s bramborovým salátem

Ingredience

1 libra brambor

1 stroužek mletého česneku

2 šálky hrášku

½ lžičky černého pepře

2 šálky nakrájených kuřecích prsou

1 lžička soli

½ šálku nakrájené červené papriky

1 lžička soli

½ šálku nakrájené cibule

1 lžička estragonu, mletého

1 lžička limetkové šťávy

2 lžičky olivového oleje

1 lžička dijonské hořčice

Metoda

Brambory, hrášek a kuřecí prsa uvaříme zvlášť do měkka. Ostatní suroviny smícháme v míse. Nyní přidejte kostky brambor, hrášek a kuřecí prsa do mixovací nádoby. Použijte stěrku a ingredience dobře promíchejte. Ihned podávejte.

Užívat si!

Bramborový salát s kozím sýrem

Ingredience

2 a půl kila brambor

1 stroužek mletého česneku

¼ šálku suchého bílého vína

1 lžička dijonské hořčice

½ lžičky soli

2 lžičky olivového oleje

½ lžičky černého pepře

2 lžičky estragonu, mletého

1/3 šálku nakrájené cibule

¼ šálku červeného vinného octa

½ šálku nasekané petrželky

3 unce kozího sýra

¼ šálku zakysané smetany

Metoda

Brambory uvaříme ve vodě do měkka. V misce smíchejte brambory, vinný ocet, pepř a sůl. Necháme 15 minut odstát. Nyní přidejte zbytek ingrediencí do bramborové směsi a dobře promíchejte. Ihned podávejte.

Užívat si!

Pico de Gallo - autentická mexická omáčka

Ingredience:

3 velká nakrájená rajčata, smažená

1 střední červená cibule nakrájená nadrobno

¼ svazku koriandru, použijte více či méně podle chuti

volitelné přísady

½ okurky, oloupané a nakrájené na kostičky

Citronová šťáva z ½ citronu

½ lžičky mletého česneku

Sůl podle chuti

2 jalapeños, nebo více, pokud máte rádi pikantnější

1 kostka oloupaného avokáda

Metoda

Smíchejte všechny ingredience ve velké míse a dobře promíchejte. Ihned podávejte.

Užívat si!

Zálivka na salát z olivového oleje a citronu

Ingredience:

8 stroužků mletého česneku

½ lžičky černého pepře

1 šálek čerstvě vymačkané citronové šťávy

2 lžičky soli

½ šálku extra panenského olivového oleje

Metoda

Všechny ingredience vložte do mixéru a mixujte, dokud se všechny ingredience nespojí. Tento dresink je nutné skladovat ve vzduchotěsné nádobě a brzy použít, jinak citronová šťáva v něm zálivku zkyselí.

Užívat si!

Salát z fazolí, kukuřice a avokáda

Ingredience:

1 plechovka černých fazolí, okapaná

1 plechovka žluté kukuřice, konzervovaná, okapaná

2 polévkové lžíce. zeleno-citronová šťáva

1 lžička olivového oleje

4 lžíce koriandru

5 šálků nakrájené syrové cibule

1 avokádo

1 zralé červené rajče

Metoda

Všechny ingredience dejte do velké mísy a jemně promíchejte. Podávejte ihned nebo studené.

Užívat si!

Jihozápadní těstovinový salát

Ingredience:

1-8 uncí malých celozrnných těstovin

15 uncí kukuřice

15 uncí černých fazolí

1 šálek omáčky, jakýkoli druh

1 šálek strouhaného sýra čedar

1 šálek nakrájené zelené papriky, paprika

Metoda

Těsto připravíme podle návodu na obalu. Sceďte, propláchněte a vložte do velké mísy. Tekutiny z konzervované kukuřice a černých fazolí jsou zachyceny a odváděny. Smíchejte všechny ingredience s uvařenými těstovinami ve velké míse. V případě potřeby přidejte malé množství rezervované konzervační tekutiny. Ihned podávejte.

Užívat si!

Salát z pečené řepy

Ingredience:

6 mrkví, 1/2 kila

3 lžíce olivového oleje

Čerstvě mletý černý pepř

1 ½ polévkové lžíce. Estragon nebo sherry ocet

1 polévková lžíce. Tymiánové listy

4 šálky míchaných salátových listů

½ šálku rozdrobeného sýra feta

1 polévková lžíce. Máta

Metoda

Nejprve si předehřejte troubu na 375 stupňů. Řepu vložíme do mělké zakryté zapékací mísy. Přidejte tolik vody, aby se deska zvedla o 1/2 palce. Červenou řepu zakryjte a pečte jednu hodinu, nebo dokud řepu nelze snadno propíchnout nožem. Vyndejte řepu z trouby. Ve střední misce smíchejte ocet a nasekané bylinky. Uvařenou řepu nakrájejte na 1/2-palcové kostky a přelijte je dresinkem. Posypeme sýrem feta a ihned podáváme.

Užívat si!

Křupavé zelí Ramen nudlový salát

Ingredience:

3 lžíce olivového oleje

3 lžíce octa

2 polévkové lžíce. Cukr nebo náhražka cukru

½ balíčku koření na nudle ramen

¼ lžičky pepře

1 polévková lžíce. Sojová omáčka s nízkým obsahem sodíku

Ingredience na salát:

1 malá hlávka červeného nebo zeleného zelí

2 jemně nasekané zelené cibule, nasekané

1 oloupaná a nastrouhaná mrkev

1 balíček strouhaných ramen nudlí

Metoda

Dresink připravíme smícháním ingrediencí ve velké salátové míse. Míchejte, aby se cukr rozpustil. Přidejte první tři ingredience salátu do mísy a dobře promíchejte. Přidejte nasekaný ramen a dobře promíchejte. Přelijeme dresinkem a ihned podáváme.

Užívat si!

Špenát a rajčatový těstovinový salát

Ingredience:

8 uncí. Malé těstoviny nebo orzo

8 uncí. rozdrobený sýr feta

16 oz. hroznová rajčata

4 šálky baby špenátu

2 polévkové lžíce. scezené kapary

¼ lžičky černého pepře

2 polévkové lžíce. Strouhaný parmazán

Metoda

Těstoviny uvařte podle popisu na obalu al dente, dokud nebudou pevné na skus. Jakmile jsou těstoviny uvařené; pokapejte rajčata, aby rychle zbledla. Zatímco se těstoviny vaří, vložte do velké mísy špenát, feta sýr a kapary. Rajčata a těstoviny promíchejte se špenátovou směsí. Před scezením těstovin přidejte uvařené těstoviny v poměru, aby se spojily. Nakonec dochutíme černým pepřem a ozdobíme strouhaným sýrem. Ihned podávejte.

Užívat si!

waldorfský salát

Ingredience:

4 střední jablka, nakrájená na kostičky

1/3 šálku nasekaných vlašských ořechů

1/3 šálku rozinek

½ šálku čistého, nízkotučného řeckého nebo běžného jogurtu

3 stonky nadrobno nakrájeného celeru

Metoda

Všechny ingredience dejte do velké mísy a dobře promíchejte, dokud se všechny ingredience nespojí. Přes noc dáme do lednice a podáváme studené.

Užívat si!

Istuaelský salát

Ingredience:

1 zelená nebo žlutá paprika, nakrájená

1 oloupaná okurka, nakrájená

2 polévkové lžíce. Citronová šťáva

1 lžička soli

1 lžička čerstvě mletého pepře

3 rajčata, nakrájená

3 lžíce extra panenského olivového oleje

Metoda

Všechny ingredience dejte do velké mísy a dobře promíchejte, dokud se všechny ingredience nespojí. Ihned podávejte, protože čím déle bude tento salát odležet, tím bude tekutější.

Užívat si!

Zelný těstovinový salát

Ingredience:

3 lžíce olivového oleje 3 lžíce. Ocet 2 lžíce. ½ balíčku sladkých ramen nudlí

¼ lžičky pepře

1 polévková lžíce. Sojová omáčka s nízkým obsahem sodíku

1 hlávka červeného nebo zeleného zelí

2 zelené cibule nakrájené nadrobno

1 oloupaná mrkev, nastrouhaná

1 balíček strouhaných ramen nudlí

Metoda

Smíchejte všechny ingredience ve velké míse. Neustále mícháme, aby se cukr rozpustil. Poté smíchejte první tři ingredience tohoto salátu a dobře promíchejte. Přidejte nadrobno nakrájené ramen nudle. Poté přidejte zbytek ingrediencí a několikrát promíchejte. Ihned podávejte nebo přikryjte a chlaďte, aby se chutě propojily.

Užívat si!

Mexický salát z černých fazolí

Ingredience

1 ½ plechovky vařených černých fazolí

2 na kostičky nakrájená zralá švestková rajčata

3 jarní cibulky, nakrájené na plátky

1 polévková lžíce. čerstvou citronovou šťávu

2 polévkové lžíce. čerstvě nakrájený koriandr

Sůl a čerstvě mletý černý pepř podle chuti.

1/3 šálku kukuřice

2 polévkové lžíce. Olivový olej

Metoda

Smíchejte všechny ingredience ve střední misce a jemně promíchejte. Salát necháme do podávání odpočinout v lednici. Podávejte vychlazené.

Užívat si!

Černé fazole a kukuřičná salsa

Ingredience:

1 plechovka černých fazolí

3 lžíce čerstvě nasekaného koriandru

1 krabice žluté a bílé kukuřice

¼ šálku nakrájené cibule

1 krabice Rootle

Limetková šťáva nebo vymačkejte limetku

Metoda

Slijte tekutinu z černých fazolí, kořene a konzervované kukuřice a promíchejte ve velké míse. Přidejte koriandr a cibuli a dobře promíchejte. Těsně před podáváním vymačkejte trochu citronové šťávy.

Užívat si!

Krůtí taco salát

Ingredience:

2 unce mleté krůtí maso

2/4 šálku sýru čedar

1 ½ šálku nakrájeného římského salátu

1/8 šálku nakrájené cibule

½ oz. kukuřičné čipsy

2 polévkové lžíce. DIP

¼ šálku fazolí

Metoda

Všechny ingredience kromě tortilla chipsů dejte do velké mísy a dobře promíchejte. Těsně před podáváním položte na salát nalámané tortilly a ihned podávejte.

Užívat si!

duhový ovocný salát

Ingredience

Ovocný salát:

1 velké oloupané mango, nakrájené na kostičky

2 šálky borůvek

2 nakrájené banány

2 šálky jahod

2 šálky hroznů bez pecek

2 polévkové lžíce. Citronová šťáva

1 ½ polévkové lžíce. Miláček

2 šálky hroznů bez pecek

2 nektarinky, neloupané, nakrájené na plátky

1 kiwi, oloupané a nakrájené na plátky

Medová a pomerančová omáčka:

1/3 šálku neslazené pomerančové šťávy

¼ lžičky mletého zázvoru

Špetka muškátového oříšku

Metoda

Všechny ingredience dejte do velké mísy a dobře promíchejte, dokud se všechny ingredience nespojí. Přes noc dáme do lednice a podáváme studené.

Užívat si!

Slunečný ovocný salát

Ingredience:

3 kiwi, nakrájená

320 oz kousky ananasu ve šťávě

215 oz mandarinek, scezených, konzervovaných ve světlém sirupu

2 banány

Metoda

Smíchejte všechny ingredience ve velké míse a dejte do lednice alespoň na 2 hodiny. Tento salát podávejte studený.

Užívat si!

Salát z citrusů a černých fazolí

Ingredience:

1 grapefruit, oloupaný a nakrájený na plátky

2 pomeranče, oloupané a nakrájené na plátky

116 oz. konzervované černé fazole scezené

½ šálku nakrájené červené cibule

½ nakrájeného avokáda

2 polévkové lžíce. Citronová šťáva

černý pepř podle chuti

Metoda

Smíchejte všechny ingredience ve velké míse a podávejte při pokojové teplotě.

Užívat si!

Pikantní salát z okurky a cibule

Ingredience

2 okurky, nakrájené na tenké plátky

½ lžičky soli

¼ lžičky černého pepře

2 polévkové lžíce. Krystalový cukr

1/3 šálku jablečného octa

1 červená cibule, nakrájená na tenké plátky

1/3 šálku vody

Metoda

Na talíř střídavě vyskládejte okurky a cibuli. Smíchejte ostatní ingredience v mixéru a rozmixujte do hladka. Obvaz ochlaďte několik hodin. Těsně před podáváním přelijte okurky a cibuli zálivkou a ihned podávejte.

Užívat si!

Zahradní salát s borůvkami a červenou řepou

Ingredience:

1 hlávka římského salátu

1 hrst borůvek

1 unce. rozdrobený kozí sýr

2 pečená řepa

5-6 cherry rajčat

¼ šálku konzervovaného tuňáka

Sůl podle chuti

pepř podle chuti

Metoda

Všechny ingredience dejte do vymaštěné formy a zakryjte hliníkovou fólií. Pečeme v předehřáté troubě na 250 stupňů asi hodinu. Necháme trochu vychladnout a dochutíme. Podávejte horké.

Užívat si!

Květákový salát nebo falešné brambory

Ingredience

1 hlavička květáku, uvařená a nakrájená na růžičky

¼ šálku odstředěného mléka

6 lžiček Splenda

¾ polévkové lžíce. citronový ocet

5 lžic světlé majonézy

2 lžičky žluté hořčice

Metoda

Všechny ingredience kromě květáku smícháme a vyšleháme do hladka.

Těsně před podáváním uvařený květák přelijeme připraveným dresinkem a horké podáváme.

Užívat si!

Okurkový koprový salát

Ingredience:

1 šálek beztučného čistého nebo beztučného řeckého jogurtu

Sůl a pepř na dochucení

6 šálků okurek, nakrájených na tenké plátky

½ šálku cibule, jemně nakrájené

¼ šálku citronové šťávy

2 stroužky prolisovaného česneku

1/8 šálku kopru

Metoda

Slijte přebytečnou vodu z jogurtu a nechte asi 30 minut vychladnout. Jogurt smícháme s ostatními ingrediencemi a dobře promícháme. Dejte na další hodinu do lednice a vychlazené podávejte.

Užívat si!

falešný bramborový salát

Ingredience

16 lžic majonézy bez tuku

5 šálků vařeného květáku nakrájeného na růžičky

¼ šálku žluté hořčice

¼ šálku nakrájeného celeru

½ šálku nakrájené okurky

1 polévková lžíce. žluté hořčičné semínko

¼ šálku nakrájené okurky

½ lžičky česnekového prášku

Metoda

Všechny ingredience dejte do velké mísy a dobře promíchejte, dokud se všechny ingredience nespojí. Přes noc dáme do lednice a podáváme studené. Květákem můžete nahradit i brambory, chuť pokrmu je stejně lahodná.

Užívat si!

Bonnie's bramborový okurkový salát

Ingredience

2-3 šálky nových brambor

1 polévková lžíce. kbelík kopru

1 polévková lžíce. dijonská hořčice

¼ šálku lněného oleje

4 najemno nakrájené jarní cibulky

2 lžičky nasekaného kopru

¼ lžičky pepře

3-4 šálky okurek

¼ lžičky soli

Metoda

Smíchejte všechny ingredience ve velké míse a těsně před podáváním dobře promíchejte, dokud se všechny ingredience nespojí. Ihned podávejte.

Užívat si!

Špenátový salát s červeným ovocem

Ingredience

½ šálku nakrájených jahod

¼ šálku malin

¼ šálku Newman's Own Light Raspberry Nut Dresing

¼ šálku borůvek

¼ šálku nasekaných mandlí

4 šálky špenátu

¼ šálku nakrájené červené cibule

Metoda

Všechny ingredience dejte do velké mísy a dobře promíchejte, dokud se všechny ingredience nespojí. Přes noc dáme do lednice a podáváme studené.

Užívat si!

Trubkový salát

Ingredience

1 hrnek pšeničného bulguru

1 najemno nakrájená cibule

4 jarní cibulky, nakrájené

Sůl a pepř na dochucení

2 šálky nasekané petrželové natě

¼ šálku citronové šťávy

2 šálky vroucí vody

2 střední rajčata, nakrájená na kostičky

¼ šálku olivového oleje

1 šálek nasekané máty

Metoda

Ve středním hrnci dejte vařit vodu. Sundejte z plotny, nasypte kornout, zakryjte pevným víčkem a nechte 30 minut stát. Přebytečnou vodu slijte.

Přidejte ostatní ingredience a dobře promíchejte. Ihned podávejte.

Užívat si!

Salát s bazalkovým dresinkem a majonézou

Ingredience

1/2 libry slaniny

½ šálku majonézy

2 polévkové lžíce. ocet z červeného vína

¼ šálku jemně nasekané bazalky

1 lžička mletého černého pepře

1 polévková lžíce. Řepkový olej

1 libra římského salátu - opláchněte, osušte a nakrájejte na malé kousky

¼ pinty cherry rajčat

Metoda

Vložte slaninu do velké hluboké pánve. Vařte na středním plameni, dokud nebude rovnoměrně hnědá. Do malé misky přidejte odloženou slaninu, majonézu, bazalku a ocet a promíchejte. Zakryjte a uchovávejte při pokojové teplotě. Do velké mísy vhoďte římský salát, slaninu, krutony a rajčata. Zálivkou přelijte salát. Účastnit se.

Užívat si!

Grilovaný Caesar salát s nožem a vidličkou

Ingredience

1 dlouhá tenká bageta

¼ šálku olivového oleje, rozdělený

2 stroužky česneku, nakrájené na polovinu

1 malé rajče

1 římský salát, odstraněné vnější listy

Sůl a hrubě mletý pepř podle chuti

1 šálek zálivky na salát Caesar nebo podle chuti

Nastrouhejte ½ šálku parmazánu

Metoda

Předehřejte gril na nízkou teplotu a lehce jej naolejujte. Bagetu nakrájejte na 4 dlouhé plátky, silné asi 1/2 palce. Každou řeznou stranu potřeme asi polovinou olivového oleje. Plátky bagety grilujte na předehřátém grilu do mírně křupava, 2–3 minuty z každé strany. Obě strany plátků bagety potřeme řeznou stranou česneku a řeznou stranou rajčete. 2 odříznuté strany čtvrtky římského salátu potřete zbylým olivovým olejem. Každý pokapejte dresinkem Caesar.

Užívat si!

Římský jahodový salát I

Ingredience:

1 hlávka římského salátu, opláchnutá, osušená a nakrájená

2 svazky špenátu, omyté, sušené a nakrájené

2 půllitry jahod nakrájených na plátky

1 bermudská cibule

½ šálku majonézy

2 polévkové lžíce. bílý vinný ocet

1/3 šálku bílého cukru

¼ šálku mléka

2 polévkové lžíce. Mák

Metoda

Ve velké salátové míse smíchejte římský salát, špenát, jahody a nakrájenou cibuli. V dobře uzavřené sklenici smíchejte majonézu, ocet, cukr, mléko a mák. Dobře protřepejte a nalijte na salát. Míchejte, dokud se rovnoměrně nepokryje. Ihned podávejte.

Užívat si!

řecký salát

Ingredience:

1 sušený římský salát

6 uncí vypeckovaných černých oliv

1 zelená paprika, nakrájená

1 červená cibule nakrájená na tenké plátky

6 lžic olivového oleje

1 červená paprika, nakrájená

2 velká rajčata, nakrájená

1 nakrájená okurka

1 šálek rozdrobeného sýra feta

1 lžička sušeného oregana

1 citron

Metoda

Ve velké salátové míse smíchejte římský salát, cibuli, olivy, papriku, okurku, rajče a sýr. Smíchejte olivový olej, citronovou šťávu, oregano a černý pepř. Zálivkou přelijeme salát, promícháme a podáváme.

Užívat si!

Jahodový feta salát

Ingredience

1 šálek nasekaných mandlí

2 stroužky prolisovaného česneku

1 lžička medu 1 šálek rostlinného oleje

1 hlávka římského salátu,

1 lžička dijonské hořčice

¼ šálku malinového octa

2 polévkové lžíce. Balzámový ocet

2 polévkové lžíce. hnědý cukr

1 litr jahod, nakrájených na plátky

1 šálek rozdrobeného sýra feta

Metoda

V pánvi rozehřejte olej na středně vysokou teplotu, mandle za častého míchání opékejte, dokud nejsou lehce opečené. Odstraňte z tepla. Dresink připravíme smícháním balzamikového octa, hnědého cukru a rostlinného oleje v misce. Do velké mísy smíchejte mandle, sýr feta a římský salát. Zálivkou pokapejte salát těsně před podáváním.

Užívat si!

masový salát

Ingredience

1 kilo hovězí svíčkové

1/3 šálku olivového oleje

3 lžíce červeného vinného octa

2 polévkové lžíce. Citronová šťáva

1 stroužek mletého česneku

½ lžičky soli

1/8 lžičky černého pepře

1 lžička worcesterské omáčky

1 nakrájená mrkev

½ šálku nakrájené červené cibule

¼ šálku nakrájených plněných zelených oliv pimento

Metoda

Předehřejte gril na vysokou teplotu. Steak položte na gril a opékejte 5 minut z každé strany. Odstraňte z ohně a nechte vychladnout. V malé misce prošlehejte olivový olej, ocet, citronovou šťávu, česnek, sůl, pepř a worcesterskou omáčku. Přidejte sýr. Poté zálivku přikryjte a chlaďte.

Dressingem přelijte steak těsně před podáváním. Podáváme s grilovaným křupavým francouzským chlebem.

Užívat si!

Mandarinkový a mandlový salát

Ingredience:

1 římský salát

11 uncí mandarinek, scezených

6 zelených cibulí, nakrájených na tenké plátky

½ šálku olivového oleje 1 polévková lžíce. bílý cukr

1 lžička drcených vloček červené papriky

2 polévkové lžíce. bílý cukr

½ šálku nakrájených mandlí

¼ šálku červeného vinného octa

mletý černý pepř podle chuti

Metoda

Ve velké míse smíchejte římský salát, pomeranče a pažitku. Do hrnce přidejte cukr a míchejte, dokud se cukr nezačne rozpouštět. Míchejte neustále. Přidejte mandle a míchejte, dokud se obalí. Mandle dáme na talíř a necháme vychladnout. Smíchejte olivový olej, červený vinný ocet, polévkovou lžíci. cukr, vločky červené papriky a černý pepř v nádobě těsně uzavřené víčkem. Před podáváním salát přelijeme dresinkem, dokud nebude obalený. Dáme do mísy a podáváme posypané slazenými mandlemi. Ihned podávejte.

Užívat si!

Tropický salát s ananasovým vinaigrettem

Ingredience

6 plátků slaniny

¼ šálku ananasové šťávy

3 lžíce červeného vinného octa

¼ šálku olivového oleje

čerstvě mletý černý pepř podle chuti

Sůl podle chuti

10 oz balení strouhaného římského salátu

1 šálek nakrájeného ananasu

½ šálku nasekaných a opečených makadamových ořechů

3 zelené cibule, nakrájené

¼ šálku praženého strouhaného kokosu

Metoda

Vložte slaninu do velké hluboké pánve. Vařte na středně vysokém ohni do rovnoměrného zhnědnutí, asi 10 minut. Scedíme a rozdrobíme slaninu.

Ananasový džus, červený vinný ocet, olej, pepř a sůl smíchejte ve sklenici s víčkem. Přikryjeme, aby se dobře promíchalo. Smícháme ostatní suroviny a přidáme dresink. Ozdobte opečenými kokosovými lupínky. Ihned podávejte.

Užívat si!

Kalifornská salátová mísa

Ingredience:

1 avokádo, oloupané a vypeckované

1 polévková lžíce. Citronová šťáva

½ šálku majonézy

¼ lžičky horké omáčky

¼ šálku olivového oleje

1 stroužek mletého česneku

½ lžičky soli

1 hlávka římského salátu

3 unce sýra čedar, strouhaného

2 nakrájená rajčata

2 zelené cibule nakrájené nadrobno

¼ zelených oliv bez pecky

1 šálek hrubě drcených kukuřičných lupínků

Metoda

V mixéru smíchejte všechnu citronovou šťávu, přísady z avokáda, majonézu, olivový olej, feferonkovou omáčku, česnek a sůl. Pokračujte ve zpracování, dokud nebude hladký. Smíchejte čedar, římský salát, rajčata a avokádo ve velké misce a těsně před podáváním zalijte dresinkem.

Užívat si!

Klasický toastový salát

Ingredience:

1 šálek blanšírovaných nakrájených mandlí

2 polévkové lžíce. sezam

1 římský salát, nakrájený

1 červený salát, nakrájený

8 oz balení rozdrobeného sýra feta

4 unce nakrájených černých oliv

1 šálek cherry rajčat, napůl

1 červená cibule rozpůlená a nakrájená na tenké plátky

6 hub, nakrájených na plátky

¼ šálku strouhaného sýra Romano

8 oz sklenice italského salátového dresinku

Metoda

Rozpalte velkou pánev na středně vysokou teplotu. Vložte mandle do pánve a vařte. Když začnou mandle vydávat vůni, přidejte za častého míchání sezamová semínka. Vařte ještě 1 minutu nebo dokud semena nezhnědnou.

Ve velké salátové míse promíchejte salát s dobře promíchanými olivami, sýrem feta, žampiony, mandlemi, rajčaty, sezamovými semínky, cibulí a sýrem Romano. Při podávání přidejte italský dresink a promíchejte.

Užívat si!

www.ingramcontent.com/pod-product-compliance
Lightning Source LLC
Chambersburg PA
CBHW070403120526
44590CB00014B/1240